Sreenu Thalla
Gutury Varsha
Geethika Marupakala

Atividade hepatoprotectora de Calycopteris floribunda

Sreenu Thalla
Gutury Varsha
Geethika Marupakala

Atividade hepatoprotectora de Calycopteris floribunda

Hepatotoxicidade induzida pelo clopidogrel e pela atorvastatina Roedores

ScienciaScripts

Imprint

Any brand names and product names mentioned in this book are subject to trademark, brand or patent protection and are trademarks or registered trademarks of their respective holders. The use of brand names, product names, common names, trade names, product descriptions etc. even without a particular marking in this work is in no way to be construed to mean that such names may be regarded as unrestricted in respect of trademark and brand protection legislation and could thus be used by anyone.

Cover image: www.ingimage.com

This book is a translation from the original published under ISBN 978-620-7-99696-4.

Publisher:
Sciencia Scripts
is a trademark of
Dodo Books Indian Ocean Ltd. and OmniScriptum S.R.L publishing group

120 High Road, East Finchley, London, N2 9ED, United Kingdom
Str. Armeneasca 28/1, office 1, Chisinau MD-2012, Republic of Moldova, Europe
Printed at: see last page
ISBN: 978-620-8-01397-4

RECONHECIMENTO

Com orgulho, imenso prazer e um profundo sentimento de gratidão, aproveito esta oportunidade para expressar os nossos mais sinceros agradecimentos ao estimado guia e mentor, **Sri. SREENU THALLA** M. Pharm., pela sua valiosa orientação, ideias inovadoras, motivação e encorajamento amigável com um afeto memorável durante todo o processo de realização da tarefa.

Rama Rao Nadendla, M. Pharm, Ph. D, FIC, por ter proporcionado as instalações necessárias para a realização deste trabalho.

Reconheço profundamente o amor dos meus amigos e colegas pelo seu apoio incondicional na realização deste trabalho. Expresso o meu agradecimento e gratidão a todo o pessoal docente e não docente pelo seu afeto, encorajamento contínuo, bênçãos e apoio ao longo da nossa investigação.

Estou grato à direção da Sociedade Educativa Chalapathi pelo seu valioso apoio ao longo da nossa carreira.

Polimera Chaitanyasai

(Y21MPHPY446)

Índice

DEDICADO AOS MEUS QUERIDOS PAIS E ROEDORES

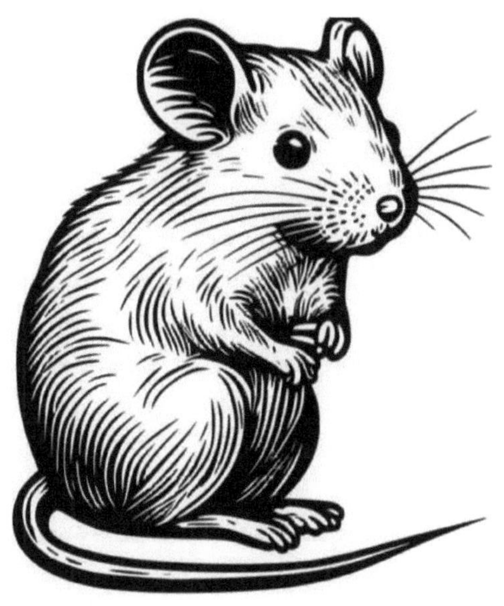

ATIVIDADE HEPATOPROTECTORA DO EXTRATO HIDROALCOÓLICO DE *CALYCOPTERIS FLORIBUNDA* SOBRE OS danos hepáticos induzidos pelo CLOPIDOGREL E pela ATORVASTATINA em ratos

RESUMO

RESUMO:

O extrato hidroalcoólico das folhas de Calycopteris floribunda foi investigado quanto à sua atividade hepatoprotectora contra as lesões hepáticas induzidas pela atorvastatina e pelo clopidogrel em ratos. A atorvastatina e o clopidogrel foram administrados por via intraperitoneal durante 14 dias a 80mg/kg e 20mg/kg, respetivamente, enquanto o extrato de folhas foi administrado por via oral durante o mesmo período de tempo a 100mg/kg, 200mg/kg e 400mg/kg. Para avaliar o impacto do extrato de folhas nos danos hepáticos induzidos pela atorvastatina e pelo clopidogrel, foram medidos muitos marcadores bioquímicos, incluindo a transaminase glutamato oxaloacetato sérica (SGOT), a transaminase glutamato piruvato sérica (SGPT), a fosfatase alcalina sérica e a proteína total. As amostras de sangue de animais tratados com extrato hidroalcoólico de folhas de Calycopteris floribunda mostraram uma redução significativa nos marcadores séricos, indicando o efeito do extrato de folhas na restauração da capacidade funcional normal dos hepatócitos. Em contrapartida, os animais tratados com atorvastatina e clopidogrel registaram concentrações elevadas, indicando danos hepáticos graves. Como padrão, foi administrada silimarina (100mg/kg). O presente estudo concluiu que o extrato hidroalcólico de Calycopteris floribunda apresentou uma hepatoprotecção significativa contra os danos hepáticos induzidos pela atorvastatina e pelo clopidogrel.

Palavras-chave: Calycopteris floribunda, SGOT, SGPT, TP

INTRODUÇÃO

O termo "fígado" deriva da palavra "heper" e é a glândula digestiva do corpo. Tanto nos seres humanos como nos animais, desempenha um papel na digestão e absorção dos alimentos, armazenando gorduras e hidratos de carbono. O fígado é a maior glândula exócrina do corpo e um órgão essencial. Está envolvido no controlo de processos fisiológicos como a secreção, o armazenamento e o metabolismo. Os produtos químicos exógenos e internos foram desintoxicados. Demonstra tanto o anabolismo como o catabolismo (1-4). O fígado também participa em processos bioquímicos de nutrição, fornecimento de energia e crescimento. Secreta a bílis e a bílis que é utilizada para emulsionar as gorduras. Também contribui para o armazenamento de vitaminas e para o metabolismo da glucose (5).

O fígado é um órgão crucial que regula a homeostase do organismo de várias formas. Desempenha uma grande variedade de tarefas, como a síntese de proteínas, a desintoxicação e a criação de bioquímicos necessários para a digestão. Este órgão, importante para o metabolismo, também produz hormonas, decompõe os glóbulos vermelhos, armazena glicogénio e desintoxica o organismo. Está situado na região torácica do abdómen, por baixo do diafragma. Produz a bílis, uma substância alcalina que ajuda na digestão ao emulsionar as gorduras. Atualmente, sabe-se que substâncias perigosas e medicamentos específicos podem induzir lesões hepáticas. A hepatotoxicidade é uma condição relativamente prevalente que causa incapacidades substanciais que vão desde anomalias metabólicas graves até mesmo à fatalidade (6).

As estatinas inibem a enzima que limita a taxa da via do mevalonato na síntese do colesterol, a HMG-CoA redutase (hidroximetilglutaril-CoA sintase), e, consequentemente, reduzem os níveis de colesterol. A estatina mais popular e regularmente utilizada é a atorvastatina (7). Tanto nos seres humanos como nos ratos, a conversão metabólica da atorvastatina em orto- e para-hidroxi-atorvastatina é efectuada pelo CYP3A/CYP3A4 (8). Além disso, a atorvastatina é um substrato do SLCO1B1, que é crucial para a eliminação hepática da atorvastatina. Tanto em estudos em animais como em ensaios clínicos em humanos, foi demonstrado o impacto do stress oxidativo (SO) na produção de hepatotoxicidade (9). O SO tem um impacto nos componentes celulares como o ADN, as proteínas e os lípidos. A apoptose e os danos nos tecidos podem ser causados por danos induzidos pelo SO no ADN e nos lípidos das membranas. O SO hepático, por outro lado, intensifica a inflamação do fígado. Outro sinal de hepatotoxicidade é uma regulação positiva da expressão de mediadores inflamatórios, como o TNF-α. Em vários modelos de hepatotoxicidade, foi observado um aumento da produção de metabolitos lipídicos, intermediários reactivos de oxigénio e mediadores inflamatórios, incluindo o TNF-α (10, 11).

O risco de hepatite pode aumentar após a utilização de medicamentos que são metabolizados pelo CYP450. A atorvastatina e o clopidogrel são ambos metabolizados pela CYP4503A4. O facto de a CYP4503A converter o clopidogrel no seu metabolito ativo, enquanto esta enzima metaboliza predominantemente a atorvastatina, sobrecarrega mais a enzima, o que pode aumentar os níveis de enzimas hepáticas e resultar em hepatite induzida pelo medicamento. O clopidogrel demonstrou um impacto sinérgico neste caso, o que é responsável pela lesão hepática grave (12).

A hepatotoxicidade induzida por fármacos é um problema clínico importante que suscitou a investigação de possíveis compostos hepatoprotectores naturais. Devido à sua utilização generalizada no controlo da hipercolesterolemia e na redução do risco cardiovascular, as estatinas, em particular a atorvastatina, chamaram a atenção como medicamentos com efeitos secundários hepatotóxicos (13).

Ao bloquear a enzima HMG-CoA redutase, um passo crucial no fabrico do colesterol, as estatinas têm-se mostrado eficazes na redução dos níveis de colesterol. No entanto, há relatos de aumento das enzimas hepáticas e, em casos raros, de lesões hepáticas graves associadas à sua utilização, que tem sido relacionada com a hepatotoxicidade. A exploração de substâncias orgânicas com qualidades hepatoprotectoras tornou-se, portanto, cada vez mais importante na procura de métodos para diminuir os danos no fígado causados pelos medicamentos.

Os benefícios terapêuticos da espécie vegetal Calycopteris floribunda, que se encontra habitualmente em zonas tropicais e subtropicais, são há muito valorizados por diversas culturas. A erva tem sido utilizada pelas suas propriedades hepatoprotectoras, anti-inflamatórias e antioxidantes.

Os flavonóides, os polifenóis e os triterpenóides, entre outras substâncias bioactivas presentes na Calycopteris floribunda, foram associados aos potenciais efeitos terapêuticos da planta. Em numerosos modelos experimentais, foi estudado o potencial hepatoprotector da Calycopteris floribunda. A sua capacidade de reduzir as lesões hepáticas provocadas por toxinas, o stress oxidativo e a inflamação foi sublinhada em várias investigações. A modulação da atividade das enzimas antioxidantes, a diminuição da peroxidação lipídica e a supressão de citocinas pró-inflamatórias são os mecanismos subjacentes aos seus benefícios hepatoprotectores (14, 15).

As espécies reactivas de oxigénio (ERO) acumulam-se como resultado do stress oxidativo, que danifica as células e enfraquece os mecanismos de defesa antioxidante. A redução da atividade das enzimas antioxidantes aponta para um desequilíbrio entre a produção e a eliminação das ERO, o que pode ser um fator de lesão hepática. Surpreendentemente, o pré-tratamento com o extrato hidroalcoólico de Calycopteris floribunda mostrou benefícios hepatoprotectores. Os parâmetros bioquímicos do extrato melhoraram de uma forma dependente da dose, com níveis reduzidos de enzimas hepáticas e uma atividade enzimática antioxidante restaurada. Estes resultados implicam que o extrato tem caraterísticas hepatoestimuladoras e antioxidantes que podem ajudar a explicar os seus benefícios hepatoprotectores. Sabe-se que os componentes bioactivos do extrato, como os flavonóides e os compostos fenólicos, têm fortes qualidades antioxidantes que podem prevenir os danos provocados pelo stress oxidativo (16, 17).

Uma espécie conhecida como *Calycopteris floribunda* (Família: Combretaceae), também conhecida como Combretum extensum Roxb, é nativa de Malabar e de outras regiões do Sul da Índia. Diz-se que a folha da planta *Calycopteris floribunda* contém taninos, flavanol, octacesanol, sitosterol, 3'0-metilcalicopterina, 4-0-metilcalicopterina, ácido elágico, gossipol, quercetina, proantocianidina, calicopterina, éster metílico de calicopterina e oximetolcalicopterina (18-20).

O extrato metanólico do caule de *Calycopteris floribunda* mostrou um efeito hepatoprotector considerável contra a toxicidade induzida por CCl4 em ratos. Foi relatada a atividade hepatoprotectora do extrato etanólico de *Calycopteris floribunda* contra a toxicidade induzida pelo cádmio em ratos. Foi relatada a atividade hepatoprotectora do extrato hidroalcoólico de *Calycopteris floribunda* contra a hepatotoxicidade induzida por rifampicina e isoniazida em ratos. Não há informações disponíveis sobre a capacidade das folhas de *Calycopteris floribunda* para proteger o fígado contra danos induzidos por atorvastatina e clopidogrel em ratos. A fim de verificar as alegações tradicionais e investigar as propriedades antioxidantes e hepatoprotectoras in vivo do extrato hidroalcoólico *das* folhas *de Calycopteris floribunda*, foi realizada a presente investigação.

PERFIL DA INSTALAÇÃO

Calycopteris floribunda Lam., família Combretaceae; também conhecida como "Kokkarai" (Hindi). A planta também é cultivada no centro e no sul da Índia. Afirma-se que o caule e as folhas deste grande arbusto trepador, que tem 5-10 m de comprimento e vinhas com cerca de 5-10 cm de diâmetro, possuem qualidades terapêuticas. O ukshi está amplamente distribuído nas florestas tropicais baixas e sempre-verdes dos Ghats Ocidentais (21). Tem ramos finos e uma superfície coberta de penugem espessa com casca cinzenta. As folhas são peludas em ambas as superfícies, com 7 a 12 cm por 4 a 6 cm, ovado-lanceoladas ou elíptico-oblongas, agudas ou acuminadas, e com um pecíolo de 0,5 cm a 1,0 cm de comprimento. O sabor é adstringente e o odor é caraterístico. Os ramos jovens são cor de ferrugem e peludos. As extremidades dos ramos apresentam densos cachos de flores. As pequenas flores têm brácteas de forma ovoide ou oval, com densas penugens na superfície. Os 10 estames estão dispostos em 2 ciclos e não têm pétalas (22-24).

CLASSIFICAÇÃO CIENTÍFICA

Nome da planta - *Calycopteris floribunda*

Sub-reino - Tracheophyta

Classe - Magnoliopsida

Encomenda - Myrtales

Família - Combretaceae

Género - Calycopteris

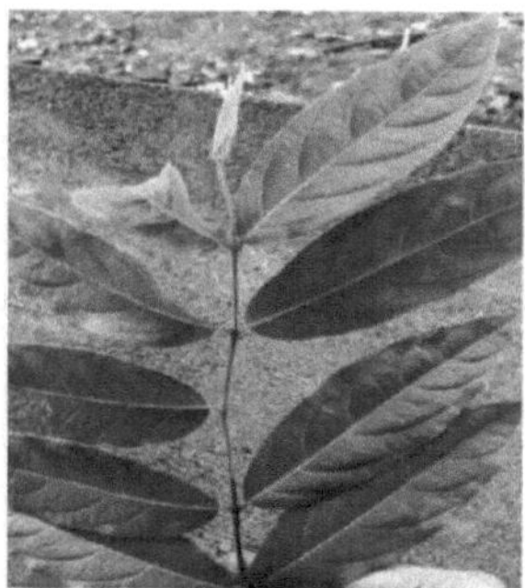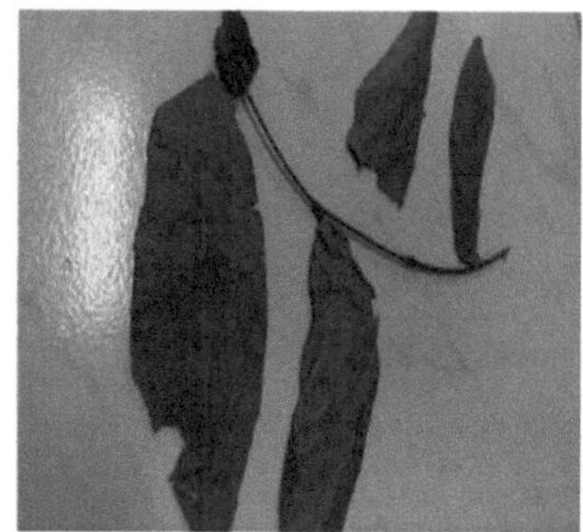

FIG-1 UM RAMO DE *CALYCOPTERIS FLORIBUNDA*

As folhas e as flores de Calycopteris floribunda contêm fitoesteróis, triterpenóides, alcalóides, saponinas, flavonóides, taninos, calicoptrina, quercetina e cinco biflavonóides, de acordo com os resultados de um rastreio fitoquímico dos extractos da planta. Outras substâncias químicas incluem o octacesanol, o sitosterol, a calicopterina, a 4-0 metilcalicopterina, a 3'0 metilcalicopterina, o ácido elágico e a quercetina (25-27).

Isolamento de constituintes químicos de Calycopteris floribunda (28) Quadro-1

S.no	Part of the plant	Solvents	Compound
1.	Leaves	Dichloro methane methanol	3,8-di-o-methyl ellagic acid
2.	Leaves	Dichloro methane methanol	2,3,7-tri-o-methyl ellagic acid
3.	Leaves	Acetone, benzene, methanol	Calycopterin
4.	Leaves	Petroleum ether	n-octacosanol
5.	Leaves	Petroleum ether	Sitosterol
6.	Leaves	Petroleum ether	4'-O-methylcalycopterin
7.	Leaves	Petroleum ether	Ellagic acid
8.	Leaves	Petroleum ether	Proanthocyanidin
9.	Leaves	Petroleum ether,	Quercetin
10.	Leaves	Dichloromethane, methanol, Ethanol	Pachypodol
11.	Leaves	Ethanol	Neo calycopterone
12.	Leaves	Ethanol	4-Acetyl-neo-calycopterone
13.	Leaves	Ethanol	Neocalycopterone 4-methyl ether

14.	Leaves	Ethanol, Ethyl acetate	Calyflorenone A-C
15.	Leaves	Ethyl acetate	6"-demethoxy neocalycopterone
16.	Leaves	Ethyl acetate	6"-epi-calyflorenone
17.	Leaves	Dichloro methane	5, 3'-dihydroxy-3, 6,7, 8,4'-pentamethoxy-flavone
18.	Flowers	Methanol	Gossypol
19.	Flowers	50%Methanol/Chloroform	Calycopterone
20.	Flowers	50%Methanol/Chloroform	Isocalycopterone
21.	Flowers	50%Methanol/Chloroform	4-demethyl calycopterone
22.	Flowers	50%Methanol/Chloroform	4', 5-dihydroxy-3, 3', 6,7- tetra methoxy flavone

As partes da planta têm utilizações medicinais para uma série de doenças, incluindo iterícia, úlceras, prurido, adstringente, hepatotoxicidade, neurotoxicidade, antibacteriano, antioxidante, antiviral, anti-inflamatório e cardiotoxicidade.

Quadro- 2

S.no	Plant part	Uses
1	Flowers	Wounds healing, Anti-tumour agent
2	Fruits	Jaundice, Ulcers, Pruritus and Skin diseases, Leprosy
3	Leaves	Lifesaver, Intestinal worms, Colic, Leprosy, Malarial fever, Dysentery, Ulcers and Vomiting, Skin diseases Anthelmintic, Antiviral
4	Stems	Malarial fever, Dysentery, Anthelmintic, Antiviral
5	Roots	Demulcent, diuretic, Antiviral, Wound healing

REVISÃO DA LITERATURA

1. Arijit chaudhuri et al., (2023) tiveram como objetivo estudar as formulações à base de plantas, que se referem a uma forma de dosagem que contém uma ou mais ervas inteiras ou ervas transformadas em quantidades precisas para curar e prevenir doenças. O fruto da Vitis vinifera é utilizado como suplemento nutricional, e as sementes e folhas são utilizadas na medicina herbal. O objetivo da presente investigação foi avaliar os potenciais efeitos hepatoprotectores dos extractos de sementes de Petridafoetida e Vetisvenifera. Utilizando a silimarina como referência, os efeitos hepatoprotectores dos extractos etanólicos e aquosos de Vitis vinifera foram investigados contra a lesão hepática induzida pelo metotrexato em ratos waster. Foram examinadas as actividades enzimáticas da transaminase glutamato piruvato sérica (SGPT), da fosfatase alcalina (ALP) e da transaminase glutamato oxaloacetato sérica (SGOT). Foi demonstrado um efeito hepatoprotector significativo (P0,05) pelos extractos de sementes de petridafoetida e Vitis venifera. A atividade moderada foi demonstrada pelo extrato etanólico das sementes de Petrida foetida e Vitis vinifera em comparação com os ratos tratados com metotrexato. Os resultados apoiam as utilizações tradicionais e etnomédicas do metotrexato como uma possível fonte de ação hepatoprotectora (29).

2. kassahun dires ayenew et al., (2023) avaliaram a atividade hepatoprotectora utilizando o método descrito por Eesha et al. (Asian Pac J Trop Biomed 4:466-469, 2011. Foram criados seis grupos com sete animais cada, utilizando ratos machos Wistar com peso entre 180 e 200 g. Durante sete dias, o Grupo I foi submetido a uma terapia com goma acácia (2%) na dose de 2 ml/kg p.o. diariamente. Para além de receberem uma dose única de paracetamol (2 mg/kg) p.o. no sétimo dia, os ratos do grupo II receberam goma arábica a 2% por via oral todos os dias durante sete dias. O grupo III recebeu silimarina oral (50 mg/kg) diariamente durante 7 dias. Os grupos IV-VI receberam, por via oral, doses de extrato de plantas de 100 mg/kg, 200 mg/kg e 400 mg/kg durante sete dias, respetivamente. Após a administração do extrato, 30 minutos mais tarde, todos os ratos dos grupos III-VI receberam uma dose de paracetamol (2 mg/kg). Após um período de 24 horas de indução de toxicidade por paracetamol, foram colhidas amostras de sangue da punção cardíaca. Os indicadores séricos avaliados foram a ALP, a bilirrubina total, a AST e a ALT. A investigação também incluiu histopatologia. Não foram registados sinais toxicológicos de toxicidade nem mortes de animais durante o ensaio de toxicidade aguda. Os efeitos do paracetamol aumentaram significativamente os valores de AST, ALT, ALP e bilirrubina total. O pré-tratamento com extrato de A. americana resultou em efeitos hepatoprotectores significativos. Os tecidos hepáticos do grupo de controlo do paracetamol foram submetidos a um exame histopatológico, que revelou a presença de focos distintos de infiltração mononuclear no tecido do parênquima hepático, sinusoide e à volta da veia central, bem como a desorganização das placas hepáticas, necrose e alterações gordas nos hepatócitos. Estas alterações foram revertidas após o pré-tratamento com extrato de A. americana. Os resultados do extrato metanólico de A. americana foram equivalentes aos da silimarina (30).

3. Muhammad omer Iqbal et al., (2022) tiveram como objetivo estudar os vários problemas hepáticos, mas existem poucos medicamentos clinicamente eficazes. A eficácia e a segurança dos medicamentos existentes também são problemas. Durante milhares de anos, o alhagi camelorum foi utilizado como remédio popular para tratar uma variedade de doenças. A África, a Ásia e a América Latina beneficiam grandemente das propriedades terapêuticas da antiga planta Alhagi camelorum (Ac). O nosso objetivo foi utilizar um modelo animal para investigar a eficácia hepatoprotectora do Alhagi camelorum contra a hepatotoxicidade induzida pelo ácido valpróico. estratégia experimental Os animais foram divididos em quatro grupos de seis ratos machos cada, pesando entre 250 e 290 g. O ácido valpróico (VPA) foi administrado aos animais do Grupo 2 numa dose de 500 mg/kg i.p. ao longo de 14 dias, enquanto os Grupos 3 e 4 receberam tratamento durante 14 dias com ácido valpróico (VPA) numa dose de 500 mg/kg i.p., além de 400 mg/kg e 600 mg/kg de extrato hidroalcoólico de Ac, respetivamente. Depois disso, foram recolhidas amostras de tecidos hepáticos e de soro sanguíneo para exame bioquímico e histológico. Os polifenóis foram analisados por HPLC, enquanto as classes fitoquímicas foram analisadas por fitoquímica. Os ensaios para a atividade antioxidante incluíram DPPH, SOD, NO e outros. A 400 e 600 mg/kg, o tratamento de Ac resultou em hepatoprotecção. Comparando o grupo hepatotóxico induzido pelo ácido valpróico com o grupo do Ac, os níveis séricos elevados de biomarcadores hepáticos são significativamente reduzidos. Estes resultados foram apoiados por modificações histopatológicas, que mostraram que o Ac foi capaz de neutralizar os efeitos nocivos do ácido valpróico nas células do fígado (31).

4. C.Azhagumeena et al., (2020) teve como objetivo estudar a A família Combretaceae inclui a planta medicinal conhecida como "Ukshi", Calycopteris floribunda Roxb. Lam. Um arbusto trepador perene de tamanho considerável, nativo do Bangladesh e da Índia, chama-se Calycopteris floribunda. As nações do sudeste asiático e as regiões central e sul da Índia também incluem populações significativas deste arbusto. Os ramos contêm muita água para uso interno e para aliviar a sede dos habitantes das florestas próximas. Os habitantes da floresta referem-se, portanto, a esta planta como um salva-vidas. Os sistemas médicos tradicionais asiáticos, incluindo o Ayurveda, o Folk e o Unani, utilizam todos a planta Calycopteris floribunda. As folhas da planta contêm o componente flavonoide calicopterina, que tem propriedades anti-inflamatórias. Esta planta é utilizada na medicina ayurvédica para tratar a lepra, a malária, a diarreia, as úlceras, os vómitos, a cicatrização de feridas e a citotoxicidade. Tem propriedades hepatoprotectoras, antivirais e antibacterianas e é utilizada no tratamento de várias doenças. Entre 1934 e 2020, foi concluída uma avaliação da erva medicinal Calycopteris floribunda. Aqui, a nossa atenção incide sobre o isolamento da planta Calycopteris floribunda, a sua composição fitoquímica e o seu potencial terapêutico.

5. Hanqing zeng et al., (2019) avaliaram o As estatinas são frequentemente prescritas a pacientes com diabetes mellitus (DM) para reduzir sua suscetibilidade a eventos cardiovasculares prejudiciais. A hepatotoxicidade é um dos efeitos colaterais mais graves das estatinas, conforme demonstrado pela pesquisa clínica.Ao administrar injeções de STZ em baixas doses, juntamente com ração rica em gordura para ratos, fomos capazes de criar modelos de ratos diabéticos. Foram distribuídos aleatoriamente dois grupos de ratos: o grupo DM (n=10) e o grupo de controlo (CON) (n=5). Os ratos DM foram alimentados com uma dieta rica em gordura, enquanto os ratos CON receberam uma dieta típica. Após uma restrição alimentar de 6 semanas, os ratos do grupo DM receberam uma injeção intraperitoneal de STZ (35 mg/kg). Os ratos com concentrações de FBG > 11,1 mM no sétimo dia após a injeção de STZ ou de branco foram considerados como modelos estabelecidos com êxito e utilizados em estudos posteriores. Como evidenciado pela diminuição da atividade das enzimas hepáticas, níveis elevados de bilirrubina e alterações na arquitetura hepática, incluindo a morte de hepatócitos por necrose, infiltração de linfócitos e fibrose, demonstrámos que ocorreu uma lesão hepática grave em ratos diabéticos tratados com 20 mg/kg de atorvastatina. Além disso, descobrimos que a atorvastatina promoveu a ativação da via de sinalização NF-B nos fígados de ratos diabéticos, o que elevou a secreção de fatores pró-inflamatórios como L-1, TNF, IL-6 e IL-18. A atividade das enzimas antioxidantes SOD e CAT diminuiu, enquanto os níveis de ROS aumentaram com a atorvastatina. Nos fígados de ratos diabéticos, a atorvastatina também aumentou a expressão da proteína antiapoptótica BCL2 e diminuiu a expressão da proteína pró-apoptótica BAX. Ao regular o estado oxidativo/antioxidativo, a produção de citocinas pró-inflamatórias e a prevenção da apoptose, a atorvastatina pode ter efeitos potencialmente nocivos no fígado de ratos diabéticos (32).

6. Babar vishal bharat et al., (2019) teve como objetivo estudar o Durante os últimos anos, tem havido um interesse crescente entre a utilização de várias plantas medicinais do sistema tradicional de medicina para o tratamento de diferentes doenças. Atualmente, os medicamentos à base de plantas são pesquisados e formulados em uma estrutura moderna em novas formas de medicina. A Calycopteris floribunda Lam. é um arbusto trepador de grande porte, difuso ou escamado, pertencente à família Combretaceae, conhecido localmente como Ukshi. Os habitantes da floresta são normalmente designados por salva-vidas, que utilizam frequentemente para matar a sede.

As partes da planta são utilizadas medicinalmente para uma série de complicações como vómitos, iterícia, prurido, doenças de pele, vermes intestinais, cólicas, lepra, febre da malária, disenteria, úlceras, citotoxicidade e com propriedades anti-helmínticas, antibacterianas e antivirais. Este artigo fornece uma visão geral dos conceitos-chave relativos ao perfil farmacognóstico e farmacológico de Calycopteris floribunda (33).

7. Shadrack Donkor et al., (2020) Teve como objetivo estudar a Avaliação do Potencial Hepatoprotector Agudo do Extrato Hidroetanólico das Partes de Duranta erecta L. O objetivo deste estudo foi descobrir se os extractos hidroetanólicos de folhas, frutos maduros e não maduros de Duranta erecta poderiam proteger os ratos contra a hepatotoxicidade induzida por CCl4 e acetaminofeno. Os ratos receberam CCl4 e acetaminofeno para causar hepatotoxicidade. Os ratos receberam CCl4 e acetaminofeno, o que causou uma deficiência hepática, como demonstrado pelo aumento de ALP, ALT, AST, cGT e níveis de Bil, MDA, H2O2 e NO, como uma alteração na microarquitectura do fígado. Os níveis de GSH, GPx, GST e SOD são todos antioxidantes que aumentaram após o pré-tratamento com extractos hidroetanólicos, nomeadamente de frutos maduros de Duranta erecta. As melhorias na estrutura do fígado confirmaram os resultados bioquímicos. Os resultados implicam que o extrato hidroetanólico de frutos maduros de Duranta erecta tem propriedades hepatoprotectoras e antioxidantes, para além da capacidade de reduzir a toxicidade induzida pelo acetaminofeno, e poderia ser utilizado para tratar doenças hepáticas induzidas por medicamentos (34).

8. Birhanu Geta Meharie et al., (2020) avaliaram a atividade hepatoprotetora do extrato bruto e frações solventes da folha de Clutia Abyssinica (Euphorbiaceous) contra CCL4 de hepatotoxicidade induzida em camundongos. Os agentes botânicos são amplamente utilizados no tratamento de doenças do fígado, que são acompanhadas por um vasto espetro de efeitos secundários. Entre estes agentes, a Clutia abyssinica é a erva mais utilizada na medicina tradicional. O objetivo deste estudo era examinar se o extrato bruto de metanol a 80% das folhas de Clutia abyssinica e as fracções de solvente tinham quaisquer qualidades hepatoprotectoras em ratos. Os indicadores de lesão hepática incluem a aspartato aminotransferase (AST), a alanina aminotransferase (ALT) e a fosfatase alcalina (ALP) e foram avaliadas as funções hepáticas como as proteínas totais, a albumina e a bilirrubina. O peso do corpo e o peso do fígado foram medidos, bem como o exame histopatológico e um teste antioxidante in vitro contra a hepatotoxicidade induzida pelo CCl4. A fração aquosa não teve qualquer efeito sobre os níveis de qualquer dos indicadores de danos nos hepatócitos. O extrato bruto de metanol e a fração de n-butanol foram capazes de reconstituir o método de teste de 1,1- difenilpicril-hidrazil (DPPH). A arquitetura hepática dos hepatócitos e a eliminação dos radicais livres (35).

FINALIDADE E OBJECTIVO

Objetivo:

> ➤ Avaliar a atividade hepatoprotectora do extrato hidroalcoólico de *Calycopteris floribunda* na lesão hepática induzida por atorvastatina e clopidogrel em ratos.

Objectivos:

> ➤ O objetivo do presente estudo é preparar um extrato hidroalcoólico de folhas de *Calycopteris floribunda* pela técnica de soxhlet e analisá-lo quanto à presença de constituintes fitoquímicos.

> ➤ Avaliar a atividade hepatoprotectora através de estudos bioquímicos e histológicos.

> ➤ Efetuar a análise estatística para a anova de uma via.

PLANO DE TRABALHO

Collection of literature review

↓

Selection of title

↓

Preparation of protocol for IAEC

↓

Applying for IAEC and obtaining approval

↓

Procurement of animals and test compounds

↓

Acclimatization of animals

↓

Standardization of protocol

↓

Estimation of biochemical parameters and Histopathological studies

↓

Screening of hepatoprotective activity of the test compound

↓

Evaluation of experimental data and reporting the results

MATERIAIS E MÉTODOS

RECOLHA E AUTENTICAÇÃO DE MATERIAL VEGETAL

As folhas de *Calycopteris floribunda* utilizadas neste estudo foram obtidas do habitat nativo da planta em Chittoor e arredores, e foram autenticadas pelo Dr. P.Satyanarayana raju M.Sc., MPhil, Ph.D., da Universidade Acharya Nagarjuna, Departamento de Botânica e Microbiologia.

MÉTODO DE EXTRACÇÃO

Num aparelho de Soxhlet, instalado a 68°C durante 72 horas, o material fresco e seco das folhas de *Calycopteris floribunda* foi extraído com 70% de metanol e 30% de água. A mistura foi filtrada com papel de filtro de membrana Whatman n.º 1 e seca sob vácuo utilizando um evaporador rotativo a 45 °C e 180 rpm para calcular o rendimento do extrato em percentagem.

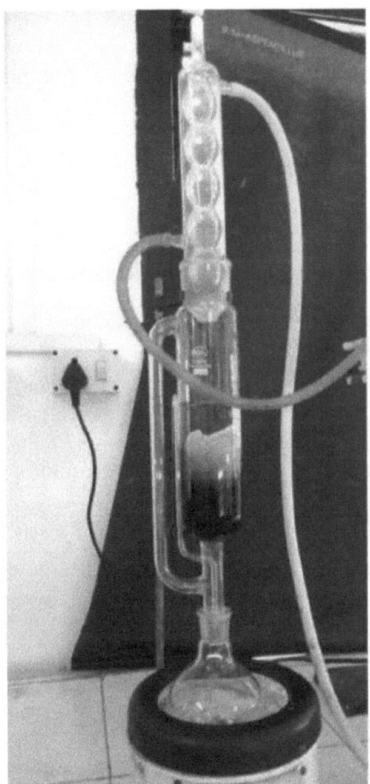
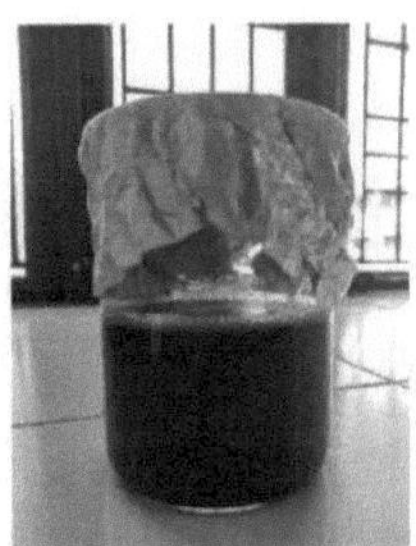
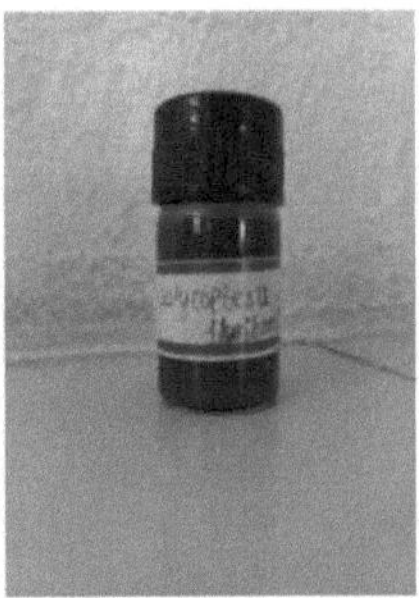

FIG. 2 EXTRACTO DE CALYCOPTERIS FLORIBUNDA

Rastreio fitoquímico preliminar de *Calycopteris floribunda*

Pesquisa de alcalóides

O teste de Mayer foi realizado aquecendo suavemente 0,2 g de extrato com 2% de H2SO4 num tubo de ensaio durante cerca de dois minutos. O filtrado foi recolhido e a adição de quatro gotas do reagente Dragendorf produziu um precipitado vermelho alaranjado que confirmou a presença de alcalóides.

Teste de taninos

O teste de cloreto férrico foi realizado num tubo de ensaio misturando 2 g de extrato de planta com 2 gotas de solução de cloreto férrico a 5%. Uma coloração verde escura é indicativa da presença de taninos.

Teste para esteróides

1g do extrato foi colocado num tubo de ensaio ao qual se adicionaram sucessivamente 2 ml de ácido acético, 4 gotas de clorofórmio e 2 gotas de ácido sulfúrico concentrado. A formação de um anel castanho-avermelhado na interface sugeriu a presença de esteróides.

Teste para Glicosídeos

Os glicosídeos foram testados dissolvendo uma pequena quantidade de extrato em 1 mL de água. Adicionou-se então uma solução de hidróxido de sódio a 5% à mistura; a coloração amarela foi indicativa da presença de glicosídeos.

Teste para saponinas

O teste de formação de espuma foi realizado misturando 0,2 g do extrato com 1 ml de água destilada. A mistura foi aquecida até à ebulição. A formação de uma pequena massa espumosa de bolhas indicou a presença de saponinas

Pesquisa de flavonóides

Num tubo de ensaio, foram retirados 2 g do extrato, aos quais foram adicionados 10 mL de DMSO e o metal (chumbo). Em seguida, adicionaram-se cuidadosamente 6 gotas de ácido clorídrico concentrado. A mistura foi aquecida e a cor vermelha resultante indicou a presença de flavonóides.

Teste para terpenóides

2 mL de extrato de planta foram colocados num tubo de ensaio. Foram adicionados 2 mL de clorofórmio, anidrido acético e ácido sulfúrico concentrado. A formação de anéis verdes azuis nos extractos, como resultado do teste Lieberman Burchardt, mostrou a

presença de terpenóides.

Teste de açúcares redutores

O teste de Fehling foi realizado adicionando algumas gotas da solução de Fehling A e B a 10 mL de extrato; um precipitado vermelho-tijolo indicou a presença de açúcares redutores.

CONCEPÇÃO EXPERIMENTAL

Seleção de animais

Adquirimos ratos albinos Wistar de ambos os sexos, pesando 200-250 g, à M/s Mahavir Enterprises em Hyderabad. De acordo com as regras e os regulamentos do Comité de Ética Institucional e do organismo governamental de regulamentação dos animais (Reg.No: 1048/PO/Re/S/07/CPCSEA), os animais foram alojados em condições ambientais normais (temperatura de 22 ± 1°C com um ciclo alternado de 12 h de luz - escuridão e humidade relativa de 60 ± 5%), tanto uma semana antes do início da experiência como durante toda a mesma. Foi-lhes dada água à vontade, juntamente com uma refeição normal de laboratório fornecida pela M/s. Rayans biotechnologies Pvt. Ltd., Hyderabad.

Agrupamento de animais

Na experiência, foi utilizado um total de 25 animais. Os ratos foram divididos em grupos V com 5 animais em cada grupo.

Grupo I - Controlo

Grupo II - Controlo negativo (clopidogrel e atorvastatina)

Grupo III - Controlo positivo (silimarina)

Grupo IV - Composto de ensaio (dose baixa)

Grupo V - Composto de ensaio (dose elevada)

Procedimento

O estudo utilizou cinco conjuntos de cinco ratos albinos Wistar machos em cada grupo. Durante um período de 14 dias, os animais do grupo I serviram de grupo de controlo normal e receberam 5 ml/kg (b.w.) de solução salina normal diariamente. Os animais do grupo II foram tratados da mesma forma que os do grupo I, uma vez que eram hepatotóxicos. Os grupos IV e V foram alimentados com extrato hidroalcoólico de folhas (200 e 400 mg/kg/dia, respetivamente) suspenso em carboximetilcelulose de sódio a 0,5%

durante 14 dias, enquanto o grupo III recebeu a medicação convencional silimarina (100 mg/kg; p.o. diariamente) durante o mesmo período de tempo. À exceção dos ratos do grupo I, todos os ratos receberam atorvastatina e clopidogrel numa dose de 80mg/kg e 20mg/kg (b.w.), respetivamente, durante 14 dias.

Ao 15.º dia, foi colhido 1 ml de sangue de todos os animais por sangria retro-orbital para a avaliação de parâmetros séricos como a aspartato transaminase (AST), a fosfatase alcalina (ALP), a alanina fosfato (ALT), a superóxido dismutase (SOD), o malondialdeído (MDA) e o glutatião (GSH). Em seguida, os animais foram sacrificados e os tecidos do fígado foram utilizados para o estudo histopatológico.

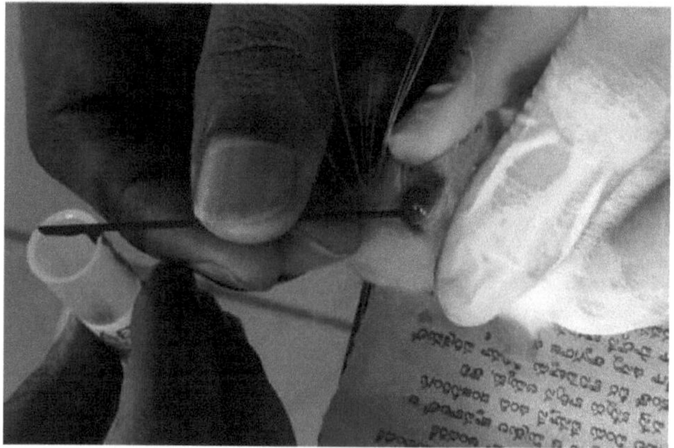

FIG. 3 COLHEITA DE AMOSTRAS DE SANGUE

Estudos bioquímicos

As amostras de sangue foram colhidas individualmente em tubos de centrifugação secos e esterilizados, através de punções no plexo retro-orbital, e deixadas a coagular durante 30 minutos a 37 °C. O soro límpido foi separado numa microcentrifugadora a 2500 rpm durante 10 minutos, após o que foram efectuados os testes bioquímicos para a transaminase glutâmica do oxaloacetato sérica (SGOT), a transaminase glutâmica do piruvato sérica (SGPT), a fosfatase alcalina (ALP) e a bilirrubina total (TB).

Exame histopatológico

O fígado de cada rato foi retirado, limpo com solução salina estéril e conservado em formalina a 10%. O tecido fixado em formalina foi lavado com água da torneira. Em seguida, foi desidratado em série em etanol e limpo em xileno. Finalmente, foi utilizada cera de parafina para implantar o tecido limpo com xileno. O bloco embebido em parafina foi cortado em secções com 4-5 microns de espessura, que foram depois coradas para análise histopatológica com hematoxilina e eosina. A preparação e o exame de lâminas microscópicas num microscópio .

Análise estatística

Cada parâmetro foi examinado de forma independente e foi utilizada uma análise de variância (ANOVA) de uma via para verificar se existiam diferenças significativas entre grupos. Para as comparações individuais, foi utilizado o teste de Dunnet. Um valor estatisticamente significativo é aquele com um valor de p inferior a 0,05.

Indução de hepatotoxicidade (mecanismo)

Atorvastatina e clopidogrel foram administrados (80mg/kg e 20 mg/kg, i.p.) durante 14 dias a ratos Albino Wistar para causar hepatotoxicidade.

A lesão mitocondrial é um dos mecanismos que causa a lesão hepática induzida pelas estatinas. A potência de uma estatina e o seu impacto no sistema do citocromo P450 aumentam a probabilidade de lesão hepática provocada por uma estatina. São produzidas espécies reactivas de oxigénio e a morte celular é favorecida pelo metabolismo dependente do citocromo P450. A utilização de estatinas aumenta a peroxidação lipídica e a formação de espécies reactivas de oxigénio, o que diminui o potencial da membrana mitocondrial e provoca citotoxicidade.

O risco de hepatite pode aumentar após a utilização de medicamentos que são metabolizados pelo CYP450. A atorvastatina e o clopidogrel são ambos metabolizados pelo CYP4503A4. O facto de a CYP4503A4 converter o clopidogrel no seu metabolito ativo, enquanto esta enzima metaboliza predominantemente a atorvastatina, sobrecarrega mais a enzima, o que pode aumentar os níveis de enzimas hepáticas e resultar em hepatite induzida pelo medicamento. O clopidogrel demonstrou um impacto sinérgico neste caso, o que é responsável pela lesão hepática grave.

RESULTADOS E DISCUSSÃO

Rastreio fitoquímico preliminar do extrato hidroalcoólico de *Calycopteris floribunda*

QUADRO- 3

Type of constituents	Hydroalcoholic leaf extract
Triterpenes	Present
Steroids	Present
Carbohydrates	Absent
Tannins	Present
Flavonoids	Present
Alkaloids	Present
Glycosides	Absent
Saponins	Present

Efeito do extrato hidroalcoólico da folha de *Calycopteris floribunda* nos parâmetros bioquímicos do soro (Quadro 4)

S.NO	ALP	AST	ALT
CONTROL (Normal saline-5ml/kg)	90.8 ± 1.24	22.2 ± 1.68	17.8 ± 0.66
NEGATIVE CONTROL (Atorvastatin-80mg/kg+ clopidogrel-20mg/kg)	250 ± 7.07	284 ±6.78	89.6 ± 2.63
STANDARD (Silymarin-100mg/kg)	170 ± 6.35	168.2 ±2.92	24.8 ± 1.06
TEST –I (*Calycopteris floribunda*-200mg/kg)	207.8 ± 3.32	216.2 ± 3.95	18.6 ± 0.93
TEST-II (*Calycopteris floribunda*-400mg/kg)	136.4 ± 6.86	150.4 ± 2.63	23.2 ± 0.96

Todos os valores são apresentados como MÉDIA ± SEM

ALP: Fosfato alcalino, AST: Aspartato amino transaminase, ALT: Alanina amino transaminase

A administração de Atorvastatina e Clopidogrel aos ratos do grupo de controlo negativo resultou num aumento significativo de ALP, AST, ALT quando comparado com o grupo de controlo. A administração de silimarina ao Grupo-III diminuiu a ALP, a AST e a ALT quando comparada com o grupo de controlo negativo. Todos os parâmetros diminuíram significativamente nos grupos IV e V do extrato de plantas, em comparação com o grupo de controlo negativo, o que mostra a cicatrização dos hepatócitos danificados pela atorvastatina e pelo clopidogrel. Após a administração da atorvastatina e do clopidogrel, os resultados foram comparáveis aos do medicamento padrão. O grupo tratado com silimarina apresenta uma diminuição significativa. n=5 *indicar p<0,05, **indicar p<0,01, ***indicar p<0,001.

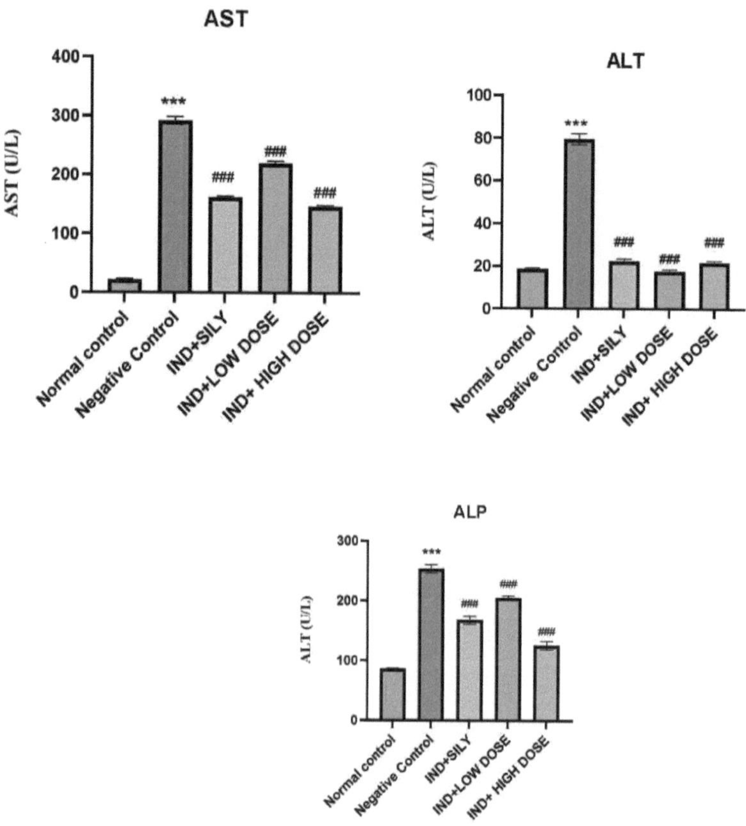

 # indica comparação com o controlo negativo

Efeito do extrato hidroalcoólico de *Calycopteris floribunda* nos parâmetros bioquímicos do soro (Quadro 5)

S.NO	TB	TP	SOD
CONTROL (Normal saline-5ml/kg)	0.32 ± 0.03	0.91 ± 0.01	6.7 ± 0.2
NEGATIVE CONTROL (Atorvastatin-80mg/kg+ clopidogrel-20mg/kg)	2.32 ± 0.101	0.52 ± 0.02	4.23 ± 0.06
STANDARD (Silymarin-100mg/kg)	0.7 ± 0.06	0.8 ± 0.05	4.32 ± 0.43
TEST –I (*Calycopteris floribunda*-200mg/kg)	0.38 ± 0.06	0.2 ± 0.02	7.5 ± 0.22
TEST-II (*Calycopteris floribunda*-400mg/kg)	0.34 ± 0.05	0.48 ± 0.04	7.2 ± 0.23

Todos os valores são apresentados como MÉDIA ± SEM

TB: Bilirrubina total, TP: Proteína total, SOD: Superóxido dismutase

Quando o controlo negativo é comparado com o grupo de controlo normal, verifica-se um aumento significativo dos níveis de TB e uma diminuição dos níveis de TP e SOD, o que indica danos no fígado no grupo de controlo negativo. Os grupos de tratamento apresentaram uma diminuição significativa dos níveis de TB e um aumento dos níveis de TP e SOD quando comparados com o grupo de controlo negativo, o que indica a atividade terapêutica do medicamento. n=5 *indicar p<0,05, **indicar p<0,01, ***indicar p<0,001.

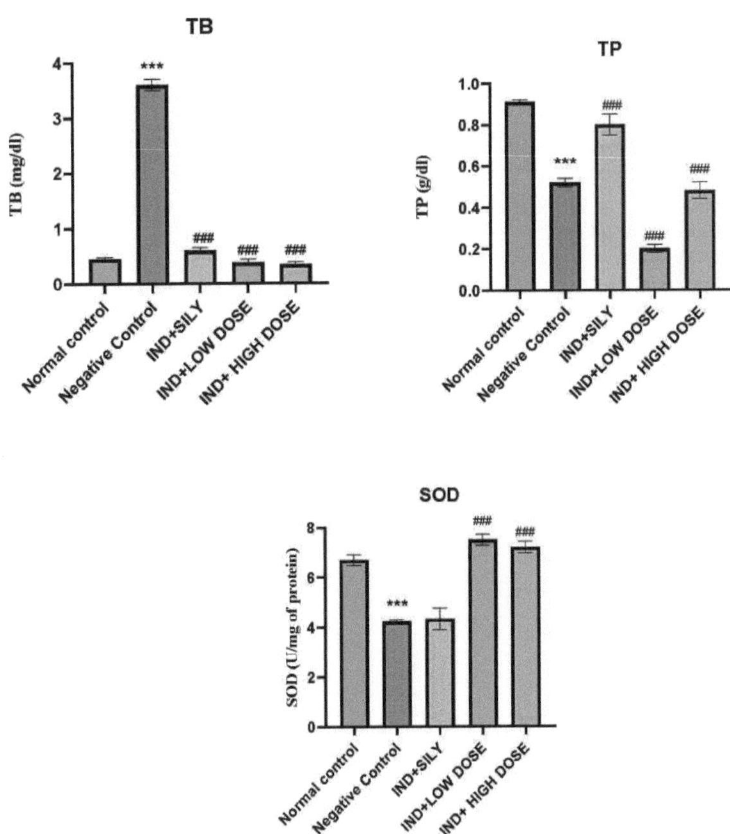

 # indica comparação com o controlo negativo

***Indica a comparação com o controlo normal**

Efeito do extrato hidroalcoólico de *Calycopteris floribunda* nos parâmetros bioquímicos do soro (Quadro 6)

S.NO	CAT	GSH	MDA
CONTROL (Normalsaline-5ml/kg)	9.56 ± 0.15	9.97 ± 0.68	0.45 ± 0.22
NEGATIVE CONTROL (Atorvastatin-80mg/kg+ clopidogrel-20mg/kg)	6.23 ± 0.11	5.63 ± 0.08	1.14 ± 0.04
STANDARD (Silymarin-100mg/kg)	7.45 ± 0.25	9.43± 0.15	0.58 ± 0.04
TEST –I (*Calycopteris floribunda*-200mg/kg)	9.94 ± 0.15	10.21 ± 0.04	0.58 ± 0.02
TEST-II (*Calycopteris floribunda*-400mg/kg)	10.14± 0.06	9.56 ± 0.06	1.44 ± 0.03

Todos os valores são apresentados como MÉDIA ± SEM

CAT: Catalase, GSH: Glutatião, MDA: Malondialdeído

Quando o controlo negativo é comparado com o grupo de controlo normal, verifica-se um aumento significativo dos níveis de MDA e uma diminuição dos níveis de CAT e GSH, o que indica danos no fígado no grupo de controlo negativo. Os grupos de tratamento apresentaram uma diminuição significativa dos níveis de MDA e um aumento dos níveis de CAT e GSH quando comparados com o grupo de controlo negativo, o que indica a atividade terapêutica do medicamento. n=5 *indicar p<0,05, **indicar p<0,01, ***indicar p<0,001.

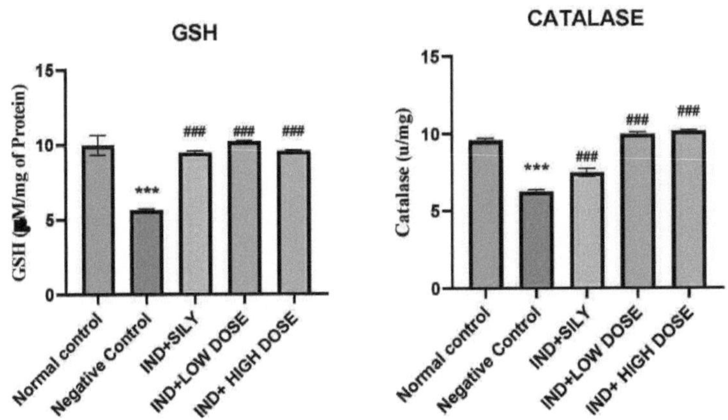

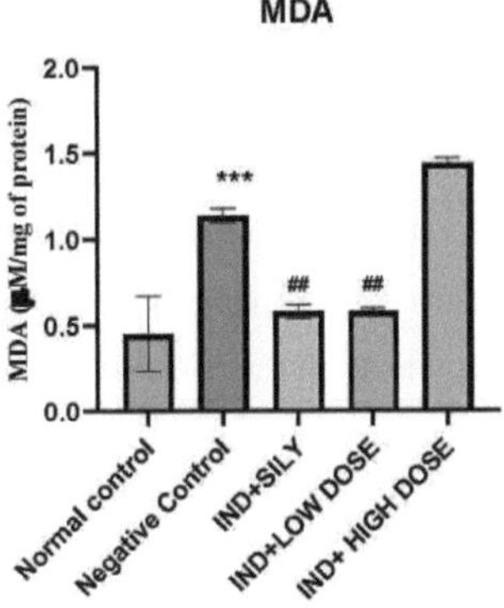

 # indica comparação com o controlo negativo

***Indica a comparação com o controlo normal**

HISTOPATOLOGIA

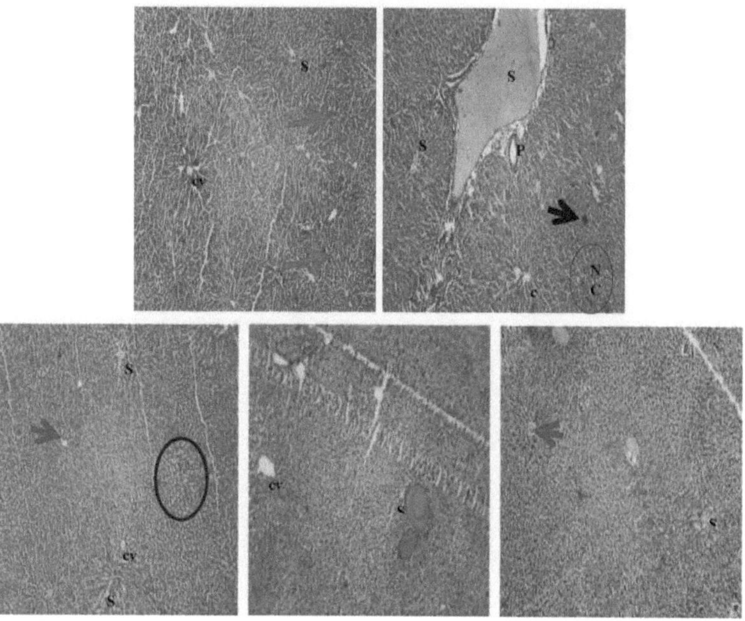

Secções histopatológicas de fígado de rato obtidas de A) Controlo normal B) Grupo de atorvastatina e clopidogrel C) Grupo tratado com silimarina D) Grupo tratado com extrato de plantas 200 mg E) Grupo tratado com extrato de plantas 400 mg

O grupo de controlo mostrou uma morfologia hepática normal, a administração de atorvastatina e clopidogrel causou infiltração de células nucleares (círculo preto), degeneração da forma lobular (seta preta), o grupo padrão (silimarina) mostrou hipertrofia das células parenquimatosas (círculo azul) e congestão do CV (seta azul), o grupo administrado com dose baixa e dose elevada de CP mostrou uma morfologia normal com hipertrofia ligeira.

DISCUSSÃO

As plantas medicinais estão a ganhar muita atenção como fontes importantes de substâncias químicas bioactivas com efeitos benéficos para a saúde. No entanto, a utilização de ervas medicinais é severamente limitada pela questão da segurança e da toxicidade. A lesão do fígado é um indicador típico da toxicidade das plantas terapêuticas in vivo.

Devido à sua localização anatómica e função únicas, o fígado é vulnerável a numerosos tipos de lesões crónicas. Utilizando o seu sistema antioxidante celular, o fígado é capaz de destruir os radicais livres criados durante o metabolismo de numerosos fármacos e xenobióticos. O crescimento dos SO é acelerado e a disfunção hepática resulta do aumento da produção de radicais livres e da diminuição da defesa antioxidante das células hepáticas. Várias doenças hepáticas crónicas (DLC) têm um papel importante na etiologia dos SO. Dados cada vez mais numerosos apoiam a ideia de que os SO desempenham um papel na etiologia das DLC provocadas por substâncias químicas e medicamentos. A colestase, a cirrose, a necrose e a fibrose são sintomas de lesão hepática prolongada.

As aminotransferases (ALT, AST), a ALP e a bilirrubina são os biomarcadores sanguíneos da função hepática, de acordo com David et al., 2014, [29] sendo que um aumento destes indicadores indica uma insuficiência hepática. No entanto, quando há lesão hepática, os níveis de proteína total e albumina estão diminuídos.

As alterações mínimas nos níveis sanguíneos de ALT, AST e ALP, bem como nos níveis de bilirrubina total nas lesões hepáticas, demonstram que a terapia de ratos normais com *Calycopteris floribunda* não teve efeitos prejudiciais. Uma vez que a atorvastatina e o clopidogrel aumentaram significativamente a atividade das enzimas marcadoras da função hepática ALT, AST, ALP, SGOT, SGPT, MDA e bilirrubina no soro dos ratos, os resultados da investigação atual forneceram provas a favor da noção de que o medicamento tem efeitos hepatotóxicos. Estes resultados estão em consonância com estudos anteriores.

O pré-tratamento com *Cfloribunda* reduziu significativamente os níveis elevados de ALT, AST, ALP e bilirrubina em ratos tratados com atorvastatina e clopidogrel. A diminuição destes níveis de biomarcadores séricos pode ser atribuída ao efeito estabilizador do(s) constituinte(s) fitoquímico(s) da *Cfloribunda* e de vários ingredientes activos na membrana plasmática dos hepatócitos, que é provavelmente provocado pela estimulação da síntese proteica hepatocelular e pela capacidade de induzir enzimas microssomais, quer acelerando a excreção de atorvastatina e clopidogrel, quer inibindo o stress oxidativo induzido pelo clopidogrel.

A ação hepatoprotectora da planta foi demonstrada no presente estudo pelos níveis destas enzimas que reverteram para o intervalo normal após a administração do extrato de *Cjloribunda*. Um critério forte para determinar se qualquer medicamento hepatoprotector é benéfico é se mantém as funções fisiológicas dos órgãos hepáticos que foram danificados por hepatotoxinas. Também foram registados relatórios semelhantes de muitas outras espécies de plantas, como a *Aerva lanata* e a *Lentilha vermelha*.

O efeito demonstrou ser comparável ao dos medicamentos amplamente utilizados (silimarina). De acordo com a maioria dos resultados, o fígado tratado com atorvastatina e clopidogrel tem um sistema antioxidante desequilibrado que é normalizado pelo efeito protetor do extrato *de Cjloribunda*. A atividade hepatoprotectora do extrato de *C.jloribunda* foi ainda investigada através de análise histopatológica.

O extrato de *C.jloribunda* pode inibir a hepatotoxicidade da atorvastatina e do clopidogrel, de acordo com os resultados de estudos bioquímicos séricos e a análise histológica de amostras de fígado. Demonstram um amplo espetro de efeitos biológicos e farmacológicos porque os flavonóides eliminam frequentemente os radicais livres e desempenham um papel significativo na redução do stress oxidativo.

O pré-tratamento com extrato de *C.jloribunda* protegeu o tecido hepático da desorganização e necrose do tecido, bem como de focos pronunciados de infiltração mononuclear do tecido do parênquima hepático, sinusoide e à volta da veia central. Isto foi conseguido através da prevenção da reação química tóxica, do stress oxidativo e das alterações moleculares nos tecidos do fígado que conduzem à necrose.

As propriedades hepatoprotectoras da *C.jloribunda* foram evidentes no fígado de ratos intoxicados com atorvastatina e clopidogrel que tinham sido pré-tratados, como evidenciado pelo aumento da arquitetura hepatocelular da planta.

CONCLUSÃO

A doença hepática está entre as condições médicas mais importantes. Quando a medicina alopática não é capaz de fornecer medicamentos protectores eficazes para uma série de problemas hepáticos, as ervas são utilizadas como tratamentos. Desde os últimos anos, tem-se registado um aumento considerável na nossa compreensão das doenças do fígado, o que teve um impacto na forma como diagnosticamos e tratamos os problemas hepáticos.

No nosso estudo, tentámos investigar as propriedades hepatoprotectoras de uma planta acessível localmente. Esta planta é utilizada pela população tribal da zona, mas não foi mencionada na literatura científica. Ao avaliar a prevenção da hepatotoxicidade induzida pela atorvastatina e pelo clopidogrel em ratos, a nossa investigação pretende compreender melhor o efeito terapêutico do extrato hidroalcoólico de *Calycopteris floribunda*. Os dados bioquímicos, funcionais e histológicos indicam que a planta *Calycopteris floribunda* apresenta uma forte ação hepatoprotectora.

REFERÊNCIAS

1. Lin JH, Lu AY. Role of pharmacokinetics and metabolism in drug discovery and development (Papel da farmacocinética e do metabolismo na descoberta e desenvolvimento de medicamentos). Pharmacol Rev. 1997; 49 : 403-449.

2. Shanani S. Avaliação da eficácia hepatoprotectora da formulação poli-herbácea APCL-A in vivo em ratos. Indian Drugs. 1999;36:628-631.

3. Subramoniam A, Pushpangadan P. Desenvolvimento de fitomedicamentos para doenças do fígado. Indian J Pharmacol. 1999;31:166-175.

4. Adewusi EA, Afolayan AJ. Uma revisão dos produtos naturais com atividade hepatoprotectora. J Med Plants Res 2010;4:1318-1334.

5. Ahsan MR, Islam KM, Bulbul IJ. Atividade hepatoprotectora do extrato de metanol de algumas plantas medicinais contra a hepatotoxicidade induzida pelo tetracloreto de carbono em ratos. Global J Pharmacol. 2009;3:116- 122.

6. Ayurvedic pharmacopiea of India by Govt. Of India, The ministry of health and welfare society of ayush, 1965; 5: 146.

7. Lewicki M, Ng I, Schneider AG: Inibidores da HMG CoA redutase (estatinas) para prevenir lesão renal aguda após procedimentos cirúrgicos que requerem bypass cardíaco. Cochrane Database Syst Rev, 2015; CD010480.

8. He BX, Shi L, Qiu J et al: O efeito do alelo CYP3A4*1G na farmacocinética da atorvastatina em pacientes chineses Han com doença coronária. J Clin Pharmacol, 2014; 54(4): 462-67.

9. Wang Y, Tian Y, Lv P et al: O efeito do polimorfismo SLCO1B1 na farmacocinética da atorvastatina e da 2-hidroxi-atorvastatina em chineses saudáveis. Pharmazie, 2017; 72: 365-68.

10. Sharifi-Rigi A, Heidarian E, Amini SA: Efeitos protectores e anti-inflamatórios do extrato hidroalcoólico de folhas de Origanum vulgare no stress oxidativo, na expressão do gene TNF-a e nas alterações histológicas do fígado na hepatotoxicidade induzida pelo paraquat em ratos. Arch Physiol Biochem, 2019; 125(1): 56-63

11. Yang D, Tan X, Lv Z et al: A regulação da via de sinalização Sirt1/Nrf2/TNF-a pela luteolina é fundamental para atenuar a hepatotoxicidade induzida pela exposição aguda ao cloreto de mercúrio. Sci Rep, 2016; 6: 37157.

12. Sahithi Thotakura et al: Hepatotoxicidade induzida pela atorvastatina, aumentada pelo stress do clopidogrel na enzima CYP450: Compreender o mecanismo através de um

caso. Jornal de Ciências Farmacêuticas Aplicadas Vol. 8(04), pp 168-170, abril, 2018.

13. Khanam Z, Ganie SA. Uma revisão abrangente sobre agentes hepatoprotetores naturais. Curr Drug Metab., 2018; 19(9): 774-791.

14. Sreenu Thalla*,Venkata Ramana K, Delhiraj N. Hepatoprotective effect of hydroalcoholic extract of Ocimum gratissimum leaves on rifampicin-isoniazid induced rats.

15. Prasanna R, Ganesan A, Sivagnanam U. Atividade hepatoprotetora de Calycopteris floribunda na hepatotoxicidade induzida por CCl4. Asian J Pharm Clin Res., 2018; 11(7): 438-441.

16. Mathew JE, Salimon J, Nair VS, et al. Atividade hepatoprotectora de Calycopteris floribunda contra a toxicidade hepática induzida pelo paracetamol em ratos. Journal of Ethnopharmacology, 2013; 150(3): 940- 944.

17. Sreenu Thalla, Ramya Sri Chatragadda, Gadupudi Sai Pravallika, Gadupudi Sri Lakshmi Venkata Sai, Jampani Nithisha, Koganti Vishnu Vardhan, Rama Rao Nadendla. Jornal de Resultados Negativos Farmacêuticos, 2022; 13(9): 4038-4044.

18. Nadkarni KM. The Indian Materia Medica. 7 1/2 x 4 3/4, pp. xviii, 1142, clxix, lxxxviii. Bombaim, 1927.

19. Kirtikar e Basu. Indian medicinal plants, 2ª edição, 2000, 1033-34

20. A riqueza da Índia, matérias-primas. Direção de Publicação e Informação, CSIR, Nova Deli 1969; 8: 244-245.

21. Mayer R. "Calycopterones and Calyflorenones, novel biflavonoids from Calycopteris floribunda", J Nat. Prod. 1999;62, 1274-1278.

22. Bhat P, Prajna PS, Kumar V, Adarsh Hegde M, Singh L. "Propriedades antimicrobianas das folhas de Calycopteris floribunda Lam.", Journal of Medicinal Plants Research, 2011;5:2448-245.

23. https : //en.wikipedia.org/wiki/Calycopteris floribunda

24. www.ayurveda.hu/api/API-Vol-5.pdf

25. Rodrigue ZE, Vander, Velde G, Mabry TJ, Subramanian SS, e Nair AGR. Phytochemistry 1972; 1:2311-2312.

26. Casim SM, Neelakantan S, Ramana PV. Ciência atual 1975; 44:888-889.

27. Mayer R. Phytochemistry 2004;65:593-601.

28. C.Azhagumeena, P. Rajasri bharathi, "A review on phytochemistry and pharmacology of calycopteris floribunda roxb. lam" international journal of chemistry research online issn- 0976-5689 vol 4, issue 4, 2020.

29. Arijit Chaudhuri, Udichikataria, G. Venkateshwarlu, "Evaluation of Hepatoprotective

Activity of Herbal Formulation in Methotrexate Induced Hepatotoxicity in Wistar Albino Rats" Journal of Survey in Fisheries Sciences 10(3S) 1018-1024 2023.

30. Kassahun Dires Ayenew, Yared Wasihun, "Hepatoprotective efect of methanol extract of Agave americana leaves on paracetamol induced hepatotoxicity in Wistar albino rats" BMC Complementary Medicine and Therapies (2023) 23:99.

31. Muhammad Omer Iqbal, Majid Manzoor , Asma Mumtaz, "Avaliação da atividade hepatoprotectora do extrato hidroalcoólico de Alhagi camelorum contra a hepatotoxicidade induzida pelo ácido valpróico em ratos" Biomedicina & Farmacoterapia 150 (2022) 112953.

32. Hanqing Zeng, Zhongtao Liu, "Atorvastatina induz hepatotoxicidade em ratos diabéticos via estresse oxidativo, inflamação e via antiapoptótica" Med Sci Monit, 2019; 25: 6165-6173.

33. Babar Vishal Bharat, Dr. Karajgi Santoshkumar R e Sudarshan Nagarale, "Perfil medicinal de Calycopteris floribunda Lam: Uma revisão" Jornal de Estudos de Plantas Medicinais 2019; 7(3): 130-133.

34 Meharie, Birhanu Geta, et al. "Avaliação da atividade hepatoprotetora do extrato bruto e das frações solventes da folha de Clutia Abyssinica (Euphorbiaceae) contra a hepatotoxicidade induzida por CCl4 em camundongos". Jornal de Farmacologia Experimental, 2020; (12) 137-150, doi: 10.2147 / JEP.S248677

35. Ajmire, Prashant V. "Efeito de Berberis aristata DC. Against Dimethylnitrosamine Induced Liver Cirrhosis in Rat Model". Journal of Pharmacy Research. 2011; 4(11)4015-4017.

ANEXOS

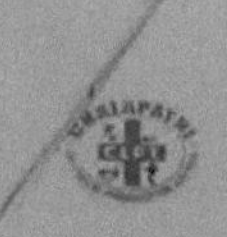

Dr. Govindarajan R.
CPCSEA Main Nominee

Prof. Rama Rao Nadendla
Principal
Chair Person, IAEC

Dr. Madhavrao
CPCSEA Link Nominee

Dr. P.Udaya Sri
Socially aware Nominee,
IAEC

Dr. Ajay Babu Ch.
Scientist from outside of
the Institute

Prof.Vijayapandi Pandy
Professor,
Member Secretary, IAEC

Dr.N.Venkata Rama Rao
Associate Professor,
IAEC-Member

Mr. D. Eswar Tony
Asso. Professor
Animal House I/c

Dr. R. Vinoo
Veterinarian
IAEC-Member

Ref: CLPT/23rd IAEC/2022/05

Date: 30/06/2022

CERTIFICATE

This is to certify that the project proposal number 05/IAEC/CLPT/2022-23 entitled title **"Hepatoprotective activity of hydroalcoholic extract of *Calycopteris floribunda* on clopidogrel and atorvastatin induced hepatic damage in rats"** submitted by Ms. P. Chaitanya Sai has been approved by the IAEC of Chalapathi Institute of Pharmaceutical Sciences in its meeting held on 30/06/2022 and 25 rats have been sanctioned under this proposal for a duration of next 08 months.

Authorized by	Name	Signature	Date
Chairman	Prof. Rama Rao Nadendla		30/06/2022
Member Secretary	Dr. Vijayapandi. P		30/06/2022
Main Nominee of CPCSEA:	Dr. Govindarajan		30/4/22

ACHARYA NAGARJUNA UNIVERSITY
Nagarjuna Nagar -522 510

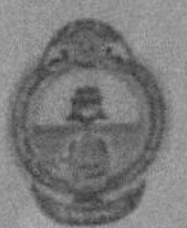

Dr. P. Satyanarayana Raju
M.Sc., M.Phil., Ph.D.
Taxonomist
Department of Botany and
Microbiology

Mobile No. 9866195092

Email: drpsrajubotany@gmail.com

AUTHENTICATION CERTIFICATE

This is to certify that the plant chosen for project work taken up by Ms. **P. Chaitanya Sai**, student of II/II **M. Pharmacy** course in **Chalapathi Institute of Pharmaceutical Sciences, Lam, Guntur,** under the guidance of **Sreenu Thalla** has been identified as ***Calycopteris floribunda*** (Roxb.) Lam. belongs to the Family: **Combretaceae.**

Nagarjuna Nagar
23rd March, 2023

23|3|23
(P.Satyanarayana Raju)
Dept. of Botany & Microbiology
Acharya Nagarjuna University
Nagarjuna Nagar - 522 510, A.P.

ejbps, 2023, Volume 10, Issue 9, XX-XX.   **Review Article**   **SJIF Impact Factor 6.044**

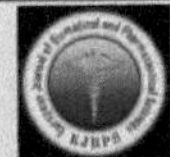

EUROPEAN JOURNAL OF BIOMEDICAL AND PHARMACEUTICAL SCIENCES

http://www.ejbps.com

ISSN 2349-8870
Volume: 10
Issue: 9
XX-XX
Year: 2023

HEPATOPROTECTIVE ACTIVITY OF HYDROALCOHOLIC EXTRACT OF *CALYCOPTERIS FLORIBUNDA* ON ATORVASTATIN INDUCED HEPATOTOXICITY – A REVIEW STUDY

*[1]Sreenu Thalla, [1]Polimera Chaitanya Sai, [2]Bathula Siva Kumar, [3]Anil Kumar Yerragopu, [4]Bhavani Pentela, [1]Rama Rao Nadendla

[1]Department of Pharmacology, Chalapathi Institute of Pharmaceutical Sciences, Lam, Guntur, Andhra Pradesh – 522034.
[2]Department of Pharmaceutical Chemistry, SRM College of Pharmacy, SRMIST, Kattanakulathur, Kancheepuram – 603203.
[3]Department of Pharmacology, SIMS College of Pharmacy, Guntur, Andhra Pradesh – 522034.
[4]Department of Pharmacology, Noida Institute of Engineering and Technology (Pharmacy Institute), Greater Noida, Uttar Pradesh, India.

***Corresponding Author: Sreenu Thalla**
Department of Pharmacology, Chalapathi Institute of Pharmaceutical Sciences, Lam, Guntur, Andhra Pradesh – 522034.
Email Id: sreenuthalla87@gmail.com

Article Received on 06/07/2023   Article Revised on 26/07/2023   Article Accepted on 16/08/2023

ABSTRACT

The hepatoprotective activity of the hydroalcoholic extract of *Calycopteris floribunda* in the context of atorvastatin-induced hepatoxicity. The study aimed to assess the potential of the extract in ameliorating the adverse effects of atorvastatin on the liver. Hepatotoxicity induced by atorvastatin has been a concern, and natural remedies such as plant extracts have shown promise in mitigating drug-induced liver damage. In this investigation, various parameters including biochemical markers, histopathological analysis, and antioxidant enzyme levels were evaluated to determine the protective effect of *Calycopteris floribunda* extract. The results indicated a significant reduction in hepatotoxicity markers and preservation of liver architecture in the extract-treated group compared to the atorvastatin-only group. Moreover, the extract exhibited antioxidant properties, as evidenced by the restoration of antioxidant enzyme levels. These findings underscore the potential hepatoprotective activity of *Calycopteris floribunda* extract against atorvastatin-induced hepatotoxicity, suggesting its therapeutic relevance in managing drug-induced liver injuries. Further research is warranted to elucidate the underlying mechanisms and to explore the extract's potential as an adjuvant therapy in liver health management.

KEYWORDS: *Calycopteris floribunda*, hepatoprotective, hepatotoxicity, atorvastatin.

INTRODUCTION

The liver, a vital organ responsible for numerous metabolic functions, is frequently exposed to various endogenous and exogenous agents that can lead to hepatic injury. Drug-induced hepatotoxicity is a prominent concern in modern medicine, as numerous therapeutic agents, including statins, have been associated with adverse effects on hepatic health. Atorvastatin, a widely prescribed lipid-lowering medication, has shown efficacy in reducing cardiovascular risk; however, its potential to induce hepatotoxicity raises important clinical considerations.[1] In recent years, there has been a growing interest in exploring natural compounds with hepatoprotective properties as potential remedies to counteract drug-induced liver damage. Traditional herbal medicine has long been a source of therapeutic agents for various ailments, and plant-derived compounds have demonstrated their potential in mitigating liver injury. *Calycopteris floribunda*, a plant with a rich history of medicinal use in various cultures, has garnered attention for its potential hepatoprotective properties.[2]

This study aims to investigate the hepatoprotective activity of the hydroalcoholic extract of *Calycopteris floribunda* against atorvastatin-induced hepatotoxicity. By evaluating biochemical markers, histopathological changes, and antioxidant enzyme levels, we seek to elucidate the potential of this natural extract in ameliorating the hepatotoxic effects associated with atorvastatin administration.[3] The escalating global prevalence of liver-related disorders and the imperative to address drug-induced hepatotoxicity underscore the significance of exploring alternative therapies that can offer both therapeutic efficacy and reduced risk of adverse effects. The findings from this study hold the promise of contributing to our understanding of natural interventions for liver protection and may pave the way for the development of novel strategies to enhance hepatic health in the presence of potentially hepatotoxic medications.[4]

MATERIALS AND METHODS

Plant Material: Fresh leaves of *Calycopteris floribunda* were collected from a local botanical garden. The plant material was taxonomically authenticated, and voucher specimens were deposited in the herbarium for future reference.

Preparation of Hydroalcoholic Extract: The collected leaves were thoroughly washed, shade-dried, and pulverized into a coarse powder. The hydroalcoholic extract was prepared by maceration, where 100 g of powdered leaves were soaked in a mixture of ethanol and water (70:30) for 72 hours with occasional shaking. The extract was then filtered through Whatman filter paper and concentrated under reduced pressure using a rotary evaporator. The obtained extract was stored at -20°C until further use.

Experimental Animals: Male Wistar rats (180-220 g) obtained from a registered breeder were used for the study. The animals were housed under standard laboratory conditions with controlled temperature and a 12-hour light-dark cycle. They were provided with standard rodent chow and water ad libitum. The experimental protocol was approved by the Institutional Animal Ethics Committee.

Experimental Design: The rats were randomly divided into the following groups (n=6 per group)

1. Control group: Received vehicle (0.5% CMC) orally.
2. Atorvastatin group: Received atorvastatin (10 mg/kg) orally.
3. Atorvastatin + *Calycopteris floribunda* extract (CFE) group: Received atorvastatin (10 mg/kg) and CFE (200 mg/kg) orally.
4. CFE alone group: Received CFE (200 mg/kg) orally.

Induction of Hepatotoxicity: Hepatotoxicity was induced in the atorvastatin group and co-administration groups by orally administering atorvastatin (10 mg/kg) for 14 consecutive days.

Sample Collection: After the experimental period, the rats were fasted overnight, anesthetized, and blood was collected by cardiac puncture. Serum was separated for biochemical analysis. Liver tissues were excised, washed, and processed for histopathological examination and antioxidant enzyme assays.

Biochemical Analysis: Serum levels of liver function markers (AST, ALT, ALP, and total bilirubin) were estimated using standard kits. Lipid profile parameters were also assessed.

Histopathological Examination: Liver tissues were fixed, processed, and stained with hematoxylin and eosin (H&E) for histopathological analysis. Microscopic changes were evaluated to assess the extent of hepatotoxicity and protective effects.

Antioxidant Enzyme Assays: Liver tissues were homogenized, and supernatants were used to assess antioxidant enzyme activities, including superoxide dismutase (SOD), catalase (CAT), and glutathione peroxidase (GPx).

Statistical Analysis: Data were analyzed using appropriate statistical tests, and results were expressed as mean ± standard error of the mean (SEM). One-way analysis of variance (ANOVA) followed by post hoc tests were performed for multiple comparisons.

Ethical Considerations: The study was conducted in accordance with ethical guidelines for animal experimentation. All efforts were made to minimize animal suffering and reduce the number of animals used.

This methodology outlines the experimental design and procedures employed to investigate the hepatoprotective activity of the hydroalcoholic extract of *Calycopteris floribunda* on atorvastatin-induced hepatotoxicity in Wistar rats.

RESULTS AND DISCUSSION

Biochemical Analysis: Serum levels of liver function markers (AST, ALT, ALP, and total bilirubin) were significantly elevated in the atorvastatin group compared to the control group ($p < 0.05$). Co-administration of *Calycopteris floribunda* extract (CFE) with atorvastatin resulted in a significant ($p < 0.05$) reduction in these markers, indicating the protective effect of CFE against atorvastatin-induced hepatotoxicity. Lipid profile parameters also showed improvement in the CFE-treated group.

Histopathological Examination: Histopathological examination of liver sections from the atorvastatin group revealed widespread hepatocellular damage, inflammation, and fatty changes. In contrast, the CFE-treated group exhibited preserved hepatic architecture with fewer pathological alterations, indicative of the hepatoprotective potential of CFE.

Antioxidant Enzyme Assays: Superoxide dismutase (SOD), catalase (CAT), and glutathione peroxidase (GPx) activities were significantly reduced in the atorvastatin group ($p < 0.05$), suggesting oxidative stress-induced damage. Co-administration of CFE restored these enzyme activities, indicating its antioxidant properties and ability to mitigate oxidative stress.[5]

The liver, a pivotal organ in metabolism, detoxification, and synthesis, is susceptible to damage from various endogenous and exogenous factors, including drugs.

Drug-induced hepatotoxicity poses a significant clinical challenge and has prompted research into identifying potential hepatoprotective agents from natural sources. Among the medications associated with hepatotoxic effects, statins, including atorvastatin, have gained attention due to their widespread use in managing hypercholesterolemia and reducing cardiovascular risk.[6]

Statins have demonstrated efficacy in lowering cholesterol levels by inhibiting the enzyme HMG-CoA reductase, a key step in cholesterol biosynthesis. However, their use has been linked to hepatotoxicity, with reports of elevated liver enzymes and, in rare cases, severe liver injury. As a result, exploring natural compounds with hepatoprotective properties has gained prominence in the search for strategies to mitigate drug-induced liver damage.

Calycopteris floribunda, a plant species widely distributed in tropical and subtropical regions, has been traditionally used in various cultures for its medicinal properties. The plant has been employed for its anti-inflammatory, antioxidant, and hepatoprotective effects. The bioactive compounds found in *Calycopteris floribunda*, such as flavonoids, polyphenols, and triterpenoids, have been implicated in its potential therapeutic actions.[7] The hepatoprotective potential of *Calycopteris floribunda* has been investigated in various experimental models. Several studies have highlighted its ability to attenuate liver injury induced by toxins, oxidative stress, and inflammation. The mechanisms underlying its hepatoprotective effects involve modulation of antioxidant enzyme activities, reduction of lipid peroxidation, and inhibition of pro-inflammatory cytokines. Atorvastatin-induced hepatotoxicity has been extensively studied, with oxidative stress and inflammation identified as key contributors to liver injury. Various natural compounds have demonstrated protective effects against atorvastatin-induced hepatotoxicity, making them potential candidates for complementary or alternative therapies.[8]

The present study aims to contribute to the growing body of research by investigating the hepatoprotective activity of the hydroalcoholic extract of *Calycopteris floribunda* against atorvastatin-induced hepatotoxicity. By evaluating biochemical markers, histopathological changes, and antioxidant enzyme activities, this study seeks to shed light on the potential of *Calycopteris floribunda* as a natural remedy for managing drug-induced liver damage. The findings from this study could provide valuable insights into the mechanistic basis of its hepatoprotective effects and pave the way for further exploration of its therapeutic applications in liver health management.

In summary, drug-induced hepatotoxicity remains a significant concern, and the search for hepatoprotective agents from natural sources is gaining momentum. *Calycopteris floribunda* holds promise as a potential hepatoprotective agent based on its traditional use and documented bioactivity. The current study adds to the existing body of literature by investigating its hepatoprotective potential specifically in the context of atorvastatin-induced hepatotoxicity, thereby contributing to the development of novel strategies for liver health maintenance and drug safety. The present study aimed to evaluate the hepatoprotective activity of the hydroalcoholic extract of *Calycopteris floribunda* against atorvastatin-induced hepatotoxicity. Atorvastatin, a widely used cholesterol-lowering medication, has been associated with hepatotoxic effects, making the search for natural remedies imperative.

The biochemical analysis demonstrated elevated levels of liver function markers in the atorvastatin group, indicating hepatic injury. Co-administration of CFE with atorvastatin significantly reduced these markers, suggesting that CFE possesses hepatoprotective potential. This effect could be attributed to the presence of bioactive compounds in CFE that aid in maintaining liver integrity and function. Histopathological examination provided further insights into the protective effects of CFE. The pronounced histopathological alterations observed in the atorvastatin group, such as hepatocellular damage and inflammation, were attenuated in the CFE-treated group. This indicates that CFE could mitigate the structural damage caused by atorvastatin, potentially by modulating inflammatory responses and promoting tissue repair mechanisms.[9]

Oxidative stress is a key contributor to drug-induced hepatotoxicity. The observed decline in antioxidant enzyme activities in the atorvastatin group suggests an imbalance between pro-oxidant and antioxidant factors. The restoration of antioxidant enzyme activities in the CFE-treated group signifies its ability to counteract oxidative stress, possibly through scavenging of reactive oxygen species and enhancing endogenous antioxidant defense mechanisms. The hepatoprotective activity of CFE could be attributed to its phytoconstituents, which may include flavonoids, polyphenols, and other bioactive compounds known for their antioxidant and anti-inflammatory properties. These compounds may work synergistically to mitigate atorvastatin-induced hepatotoxicity by neutralizing free radicals, reducing inflammation, and promoting tissue regeneration.[10]

In conclusion, the hydroalcoholic extract of *Calycopteris floribunda* exhibited significant hepatoprotective effects against atorvastatin-induced hepatotoxicity in Wistar rats. The extract ameliorated hepatic dysfunction, preserved hepatic architecture, and restored antioxidant enzyme activities. These findings highlight the potential therapeutic utility of *Calycopteris floribunda* extract as a natural remedy to mitigate drug-induced liver damage. Further studies are warranted to elucidate the specific mechanisms underlying its hepatoprotective activity and to explore its potential clinical applications in liver health management.

CONCLUSION

In this study, the hepatoprotective activity of the hydroalcoholic extract of *Calycopteris floribunda* against atorvastatin-induced hepatotoxicity was thoroughly investigated. The results provide compelling evidence of the beneficial effects of *Calycopteris floribunda* extract in ameliorating hepatotoxicity caused by atorvastatin administration.

The biochemical analysis revealed that the extract effectively countered the elevation of liver function markers induced by atorvastatin, suggesting its ability to preserve hepatic function and integrity. Moreover, histopathological examination demonstrated the extract's potential in mitigating hepatocellular damage, inflammation, and fatty changes induced by atorvastatin, thereby indicating its protective influence on liver architecture.

One of the notable findings of this study was the extract's ability to restore antioxidant enzyme activities that were compromised by atorvastatin-induced oxidative stress. This highlights the extract's potent antioxidant properties, which contribute to its hepatoprotective effects by combating the deleterious effects of reactive oxygen species.

The observed hepatoprotective effects of *Calycopteris floribunda* extract could be attributed to its rich phytochemical composition, potentially encompassing bioactive compounds such as flavonoids and polyphenols. These compounds possess known antioxidant, anti-inflammatory, and tissue-regenerating properties, collectively working to counteract hepatotoxicity and promote liver health.

The findings of this study hold promise for the development of natural interventions for the prevention and management of drug-induced hepatotoxicity. The hepatoprotective activity of *Calycopteris floribunda* extract warrants further exploration through in-depth mechanistic studies to elucidate the precise pathways involved in its beneficial effects.

In conclusion, the hydroalcoholic extract of *Calycopteris floribunda* exhibited significant hepatoprotective potential against atorvastatin-induced hepatotoxicity in experimental animals. These findings underscore the extract's role as a valuable natural resource with potential therapeutic implications for liver health. The study contributes to our understanding of alternative strategies to mitigate drug-induced liver injury and prompts further research to harness the full therapeutic potential of *Calycopteris floribunda* in liver protection and management.

REFERENCES

1. Abd El-Ghany RM, Sharaf HA. Hepatoprotective and antioxidant effects of *Calycopteris floribunda* leaves in carbon tetrachloride-induced hepatotoxicity in rats. J Ethnopharmacol, 2016; 179: 361-369.
2. Ahmed MF, Ghori SS. Hepatoprotective potential of *Calycopteris floribunda* against antitubercular drugs-induced hepatotoxicity in rats. Pharm Biol., 2016; 54(10): 2096-2102.
3. SreenuThalla, BhavaniPentela, Hepatoprotective effect of hydroalcoholic extract of *Calycopteris floribunda* leaves on Rifampicin-Isoniazid induced rats, IJCPS, 2011; 2(3): 15-21.
4. Al-Sa'aidi JA, Al-Huseini IS, Hassan HA. The protective effects of *Calycopteris floribunda* leaves against paracetamol-induced hepatotoxicity in rats. J Pharmacol Pharmacother, 2013; 4(1): 54-58.
5. Bhatia N, Zhao J, Wolf DM, et al. Statin use and the risk of hepatotoxicity. Drug Saf, 2019; 42(11): 1315-1326.
6. Khanam Z, Ganie SA. A comprehensive review on natural hepatoprotective agents. Curr Drug Metab., 2018; 19(9): 774-791.
7. Sreenu Thalla*,Venkata Ramana K, Delhiraj N. Hepatoprotective effect of hydroalcoholic extract of *Ocimum gratissimum* leaves on rifampicin-isoniazid induced rats.
8. Prasanna R, Ganesan A, Sivagnanam U. Hepatoprotective activity of *Calycopteris floribunda* in CCl4-induced hepatotoxicity. Asian J Pharm Clin Res., 2018; 11(7): 438-441.
9. Sathish R, Latha PG, Rajasekaran S, et al. Hepatoprotective activity of *Calycopteris floribunda* Lam. on paracetamol-induced liver damage in rats. Phytomedicine, 2008; 15(9): 751-755.
10. Sohail M, Shaukat SS, Khan R, et al. Hepatoprotective potential of *Calycopteris floribunda* against carbon tetrachloride-induced liver injury in rats. Environ Sci Pollut Res Int., 2019; 26(6): 5690-5697.

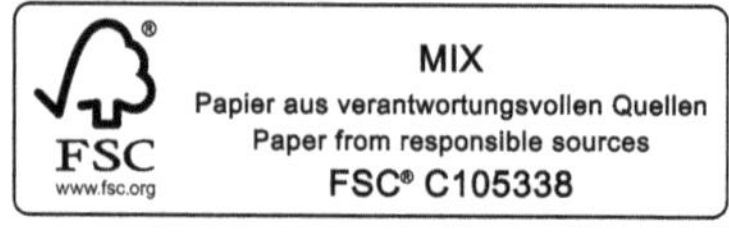

Printed by Books on Demand GmbH, Norderstedt / Germany